CONSIDÉRATIONS PRATIQUES

SUR QUELQUES MALADIES

CHIRURGICALES ET MÉDICALES.

CONSIDÉRATIONS PRATIQUES

SUR

QUELQUES MALADIES

CHIRURGICALES ET MÉDICALES,

PAR A. BERINGER,

BACHELIER ÈS-LETTRES, MÉDECIN ADJOINT DES EAUX DU SAIL-SOUS-COUZAN,
DOCTEUR EN MÉDECINE DE LA FACULTÉ DE PARIS.

Ars medica tota in observationibus.
HOFFMAN.

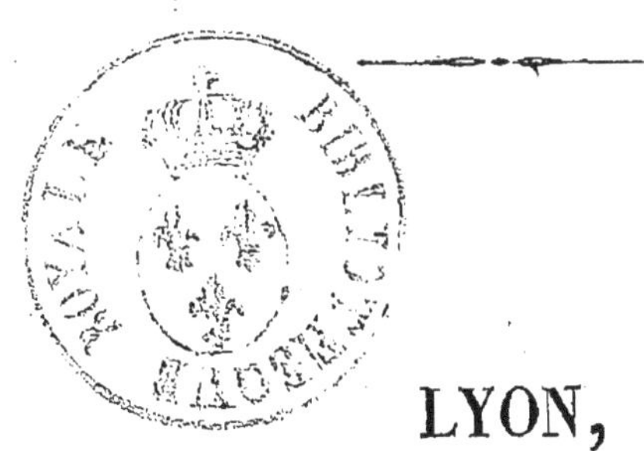

LYON,

IMPRIMERIE DE Z. DURAND,
SUCCESSEUR DE BALLANCHE,
Hôtel de Malte, rue du Plat, n.° 15.

M DCCC XXIII.

A mon Beau-Père,

MONSIEUR GUILLIEN,

Membre de la Légion-d'Honneur, Chevalier de l'Ordre Royal et Militaire de St-Louis, Sous-Intendant Militaire.

Puisse ce témoignage public vous prouver que je suis sensible à toutes les bontés dont j'ai été l'objet depuis le moment où j'ai eu le bonheur d'être compté parmi vos Enfans.

OBSERVATIONS

SUR QUELQUES MALADIES MÉDICALES ET CHIRURGICALES.

QUAND des circonstances particulières me forcèrent de quitter les hôpitaux de Paris, où des professeurs habiles guidèrent pendant quatre ans mes premiers pas dans l'observation des maladies, je m'imposai un devoir que je viens remplir aujourd'hui. D'après ce que j'ai vu, d'après les principes qui m'ont été donnés; je suis convaincu que l'observation doit être, autant que possible, le flambeau du médecin. Imbu de ces idées, j'ai voulu prendre sur chaque affection morbifique soumise à mon observation, des notes succinctes, pour en former un groupe que je puisse embrasser d'un coup-d'œil. J'aurais dû, peut-être, garder cet opuscule dans mon porte-feuille, mais en implorant l'indulgence des personnes qui me feront l'honneur de me lire, je déclare que j'ai pour but de savoir si ma conduite a répondu à mes désirs qui, dans les exercices de mon art, se borneront toujours à mériter l'estime et la bienveillance de mes concitoyens.

Dans l'examen que je me propose de faire, le petit nombre d'exemples que j'ai à présenter me met dans l'impossibilité de suivre un des cadres nosologiques de mes maîtres : qu'il me soit permis seulement de rendre hommage à celui du professeur Pinel, que j'aurais adopté de préférence, parce que l'expérience en a constaté la supériorité, parce qu'il a les mêmes bases que l'anatomie générale de l'immortel Bichat.

Voici en un mot, le plan que je me propose de suivre : après avoir parlé des affections cutanées, je suivrai un ordre anatomique à raison du siége de l'organe affecté; ainsi, je parcourrai les diverses régions du corps en procédant de haut en bas, mais sans pénétrer d'abord dans les cavités. Comme il est mathématiquement prouvé que la médecine ne peut pas être séparée de la chirurgie, je ne tiendrai aucun compte de cette prétendue division ; d'ailleurs, quelques mois d'exercice dans la campagne suffisent pour persuader l'esprit le plus prévenu en faveur de cette opinion, que ce serait une pure absurdité : n'est-ce pas ici le cas d'appliquer ce que le poëte fait dire au philosophe vertueux: *Humani nihil a me alienum puto?*

Puisque je me propose de parler du résultat

de ma trop courte expérience pour distraire un moment mes lecteurs, j'examinerai d'une manière succincte les phases qu'a suivies l'art de guérir.

L'Egypte doit être regardée comme le berceau des connaissances médicales. Le sacerdoce s'en empara chez les Juifs qui s'occupèrent moins de thérapeutique que d'hygiène. La Grèce s'efforça de la dépouiller des idées superstitieuses qu'on y avait attachées. Enfin, parurent les écoles de Rhodes et de Cos; c'est dans cette dernière que se forma ce grand génie qui, par la précision de ses diagnostics et de ses pronostics, mérita le nom que lui conservent les modernes : qui ne reconnaît ici Hippocrate, qu'on regarde comme le père de la médecine? A ce grand homme succédèrent des personnages célèbres, et la Grèce conservait encore des traces de son ancienne gloire, lorsque les Romains en firent la conquête. Les vainqueurs transportèrent chez eux les monumens et les sciences: bientôt à Rome Asclépiade détruisit les préventions et dissipa l'horreur qu'Archagatus avait donnée au peuple en employant sans distinction le fer et le feu. On y suivit les préceptes d'Hippocrate, qui malheureusement furent ensuite oubliés pour de futiles hypothèses.

Après la chute de Rome, la médecine alla chercher un asile dans sa terre natale : les sciences méthodiques, parmi lesquelles je me plais à placer la médecine, furent enseignées à Alexandrie. Lorsque les Musulmans eurent réduit en cendres les monumens de cette ville célèbre, le calife Almanzor accueillit les médecins grecs, en faveur desquels il fit établir à Antioche et à Bagdad un vaste hôpital et un collége médical : ces médecins y mirent en usage les préceptes de leurs concitoyens; plus tard, les Arabes introduisirent l'art de guérir en Espagne, qui, par le moyen des relations que cette puissance contracta avec le midi de la France, y apporta le germe de cette science, dont nous pouvons nous faire une gloire nationale; cette époque remonte vers le onzième siècle. Peu après se forma la faculté de Montpellier. Jusqu'alors l'anatomie et la pratique ne s'apprenaient que dans les livres; mais Mondini, médecin italien, mettant de côté le respect et la vénération outrés que l'on avait pour les cadavres, se livra aux recherches qui font la base de notre art.

On ne sait positivement ce qui empêcha que la chirurgie ne prît dès ce moment son essor;

on présume que ce fut parce que les opérations étaient confiées aux ecclésiastiques, qui reçurent l'ordre du concile de Tours de ne plus s'y livrer.

Les lettres ayant pris en Europe le rang qu'elles devaient occuper, la faculté de Paris marcha sous les étendards d'Hippocrate, mais alors Paracelse et Vanhelmon voulant tout expliquer au moyen de la chimie, science accessoire à la médecine, mais dont l'utilité est loin d'être générale, commirent des erreurs aussi fatales que ridicules; car, si dans les empoisonnemens, les connaissances chimiques sont indispensables, quel effet peut-on en retirer dans l'inflammation du cerveau, de la poitrine, etc.?

Boerhaave se forma à l'école de Leyde, que surpassa celle d'Edimbourg dirigée par Cullen; celle-ci fut surpassée à son tour par celle de Vienne, d'où l'on a vu sortir Stoll, Van-Swieten, Dehaen: les uns et les autres se firent remarquer par la solidité de leurs instructions, près du lit des malades.

En 1724, Maréchal obtint de Louis XV un collége royal de chirurgie. Bientôt les élèves virent s'ouvrir les portes de l'asile de la douleur; là, ils purent faire des observations, et dès-lors joindre la pratique aux principes que leur donnaient d'habiles professeurs.

L'amélioration dont je viens de parler n'avait pas lieu pour la médecine proprement dite, d'où il résultait, que les jeunes médecins qui sortaient des écoles pour se livrer à l'exercice de leurs pénibles fonctions, étaient réduits à aborder la pratique sans avoir vu traiter une seule maladie.

Ces inconvéniens auraient probablement disparu, si les ravages du vandalisme n'avaient pas entraîné la chute de toutes les institutions sociales; sur ces débris s'éleva l'école de Desault, qu'on regarde, avec raison, comme le restaurateur de la chirurgie française. Cet homme illustre se livra sans réserve à l'exercice des instructions cliniques, où il eut un succès complet; enfin, pour mettre le complément à sa gloire, il me suffira de dire, qu'il forma une grande partie des chirurgiens qui aujourd'hui cherchent à marcher sur ses traces.

Corvisart fit pour la médecine ce que Desault avait fait pour la chirurgie; d'ailleurs, son ouvrage sur les maladies du cœur, les titres et les honneurs qu'il reçut du chef du précédent gouvernement, lui ont acquis une gloire qui ne finira qu'avec le monde.

Leurs préceptes, leurs leçons et leur zèle, ont été suivis par les Pelletan, les Dubois, les Dupuytren, les Chaussier, les Bichat, les Orfila, etc. C'est à l'école et sous les yeux de ces grands génies que j'ai puisé le désir et les moyens d'être utile à mes semblables.

Je ne me dissimule pas qu'avant d'entrer dans les détails, je devrais présenter quelques considérations topographiques, mais ayant obtenu la confiance de plusieurs communes, dont les unes sont à trois ou quatre lieues de celle où j'ai fixé ma résidence, je crois devoir me borner à dire qu'en général c'est un pays montagneux, traversé par quelques ruisseaux assez considérables : je m'engage d'ailleurs à faire mention de l'habitation quand la cause de la maladie me paraîtra s'y rattacher.

Je garantis l'authenticité de ce que j'avance, mais la discrétion, qui selon moi, est une des plus belles qualités du médecin, me retiendra quelquefois dans des bornes étroites.

Fidèle au plan que je me suis tracé, j'aborde les affections cutanées à la suite desquelles je placerai les rumathismales, vu leur fréquence et la multiplicité des parties qui en sont le siége.

Des érysipèles simples se sont présentés à

mon observation, leur siége ayant toujours été fixé sur la face et les parties voisines; l'observation et les leçons cliniques de M. Dupuytren m'ayant appris que là ils étaient ordinairement symptomatiques, j'ai employé avec succès les dérivatifs, les évacuans, précédés des muqueux et d'une diète rigoureuse : tel est le traitement auquel furent soumis, dans le mois d'avril 1822, le sieur C. de Cornet, âgé de 30 ans et d'une bonne constitution, et la fille B. de St-Didier, qui réunissait aussi les conditions énoncées dans la précédente observation : chez l'un et l'autre, en dix jours, la desquamation, et par suite une cure radicale, se firent observer. Il n'en fut pas de même du domestique du sieur D. de Cervières, qui, étant en pleine convalescence, but en quantité de l'eau fraîche, et s'exposa au froid, d'où il résulta une métastase sur le cerveau, pour laquelle j'appliquai inutilement vingt sangsues au pourtour du cou, et quatre sinapismes sur les membres inférieurs. En quelques heures ce malheureux me fut enlevé, au moment où il paraissait presque hors de danger.

Pendant le printemps de l'année 1822, des éruptions cutanées ont régné d'une manière endémique sur les enfans des communes de Cervières, de Champoly et de St-Just-en-Chevalet. Toujours elles se sont terminées d'une manière très heureuse lorsqu'aux adoucissans on a joint une diète rigoureuse, quelques légers vermifuges et une température modérée. Si les malades faisaient des écarts sous le dernier rapport, de suite il se manifestait un œdème général, auquel j'ai toujours remédié par les diurétiques et des vésicatoires ambulans : un traitement excitant ou perturbateur produisait toujours de graves accidens et même la mort; car la fille D. d'Urval, succomba après l'administration d'un émétique qui, inconsidérément, lui fut donné par un de mes confrères.

Dans le court exposé que je me propose de donner sur les dartres, je ne suivrai pas les divisions établies par le professeur Alibert, qui en a reconnu cinq espèces, attendu que je ne les ai pas toutes observées, et que le fond du traitement (toutes choses égales d'ailleurs) est toujours le même. Au Sail-sous-Couzan, on en observe un grand nombre; toutes y éprouvent une amélioration sensible : voici le traitement qui m'a le mieux réussi, il repose sur les bases posées par le professeur dont j'ai fait mention au commencement de cet article. Le matin, les malades avalent dix ou douze verrées d'eau minérale ; quand elles ne sont pas très vives, je prescris des bains de corps, dans lesquels il entre de l'eau minérale par tiers ou par moitié, selon les tempéramens : car l'observation a prouvé que le système nerveux en éprouvait parfois une altération profonde. Dans le courant de la journée, les malades font usage d'une décoction de douce-amère. S'il y a des ulcérations, je les fais couvrir avec du cérat soufré, parce que M. Alibert a nommé, avec raison, cette dernière substance l'ami de la peau : enfin les malades suivent un régime aussi adoucissant que possible. Par les moyens que je viens d'indiquer, j'ai fait disparaître plusieurs affections semblables, mais, par discrétion, je m'abstiendrai de nommer les personnes, même indirectement.

Je m'étendrai un peu sur les brûlures, parce que j'ai à parler d'un cas qui, pour le bonheur de l'espèce humaine, est infiniment rare. Je suivrai dans les considérations de cette nature, la division de M. Dupuytren, qui en a établi cinq espèces.

Dans la première, dont je ne parlerai qu'en passant, j'ai obtenu des succès par l'application de l'éther, qui en se volatilisant aux dépens du calorique de la partie, produit une cure prompte et radicale.

Quand il s'est formé des vésicules, on les ménage, on a recours à des topiques huileux; enfin, le repos absolu est indispensable. La brûlure peut être tellement profonde, que les mouvemens vitaux en soient anéantis : n'ayant observé ce dernier genre que dans les hôpitaux, je n'en dirai pas davantage.

Mlle J. M. de St-Romain, âgée de 25 ans, d'une forte constitution, voyant que ses jupes étaient la proie des flammes, se mit à courir, et hâta par ce moyen la combustion, qui étendit ses ravages sur toute la surface du corps, mais de telle manière, que l'épaisseur des tégumens fut réduite en escarres. Dès la première vue je pronostiquai que l'issue de la maladie serait funeste; néanmoins la malade fut couverte de coton imbibé d'huile d'olive; des potions calmantes et anodines lui furent administrées pour la soustraire aux accidens primitifs, je veux parler de la douleur, qui, d'après le professeur Pelletan, épuise presque autant que les hémorragies. Les pansemens furent fréquens, mais si je fus assez heureux pour la soustraire aux accidens dont j'ai parlé, j'eus le chagrin de la voir succomber le vingt-unième jour, triste récompense du courage vraiment héroïque, et des soins tendres et affectueux que lui prodigua la plus généreuse des femmes. Qu'il me soi permis de rendre cet hommage public à M.me de S.

Le pays dont je parle doit offrir au médecin observateur, des affections rhumatismales sans nombre (qui ne sait en effet que les variations atmosphériques en favorisent le développement?); je pourrais donner plusieurs observations sur ce sujet, mais je me bornerai aux deux suivantes. M. P. de Noirétable, d'une constitution athlétique, âgé de 30 ans, au printemps de 1820, fut saisi par des douleurs aiguës, à la suite desquelles un gonflement se manifesta sur toutes les articulations, les linimens huileux et anodins furent prescrits, les tisannes adoucissantes furent administrées avec profusion; mais, prévenu que dans une semblable maladie on avait cru devoir attribuer la guérison à un épistaxis considérable, j'insistai avec force sur une saignée générale pour aller au devant de la nature; le malade s'y étant refusé, resta dans un état stationnaire jusqu'au moment où cette évacuation eut lieu; ensuite il revint promptement à son état primitif.

Le sieur B. d'Ecrat, présentant à peu près les causes prédisposantes énoncées dans la précédente observation, fut pris au printemps de 1822 d'une affection semblable; les symptômes étaient les mêmes, mais les douleurs se déplaçaient avec plus de facilité, et, dans la crainte d'une métastase sur la poitrine, où de préférence elles paraissaient se fixer, je prescrivis pour les centraliser, deux sinapismes aux membres inférieurs, la tisanne de bourrache édulcorée avec le sirop de gomme; enfin, je pratiquai une saignée copieuse à l'un des bras, d'où il résulta un amendement général; mais la cure ne fut complète que par l'apparition d'un epistaxis qui survint trois jours après. L'expérience m'a prouvé maintenant, que dans des cas pareils, le meilleur moyen est d'appliquer quelques sangsues à l'orifice externe des fosses nasales.

Jusqu'à présent je n'ai pu observer que des plaies simples sur le cuir chevelu. Dans trois circonstances, d'après les conseils du professeur Boyer, j'ai pratiqué de suite la réunion par première intension. Deux fois le succès a été complet, mais une troisième, la complication prévue par M. Dupuytren s'est fait observer : en effet, un abcès se manifesta au-dessous des tégumens réunis. Dans le cas dont il s'agit, aurait-il mieux valu n'employer le moyen susdésigné que le quatrième jour, comme le veut le professeur que j'ai nommé en dernier lieu ? je n'en obtins pas moins la cure, mais elle fut retardée. Les deux fils B. et le fils C. sont les sujets des observations dont il s'agit. Mr N., doué d'une forte constitution, vint au printemps de 1821, demander mon avis sur une tumeur qu'il portait à la partie postérieure du cou. Les observations que j'avais pu faire dans les hôpitaux, me persuadèrent que j'avais à traiter une loupe. Mettant de côté tous les préjugés populaires, je proposai l'extirpation comme seul et unique moyen de guérison. On hésite quelques jours, enfin la résolution prise, je procédai à l'opération : une incision cruciale me permit d'éloigner par une dissection soignée les lambeaux que j'avais formés de cette tumeur enkystée, dont il fallût aller chercher les racines entre les muscles de cette partie ; ensuite, ayant réuni les parties divisées par des bandelettes agglutinatives, j'obtins en dix-huit jours une cure complète. Néanmoins j'appliquai un vésicatoire à un bras pour faire un exutoire capable de remplacer la sécrétion que le développement de cette tumeur avait produite. Il est inutile, je pense, de parler de sa nature et de son volume, qui était si considérable, qu'elle pesait deux livres et demie. L'individu jouit aujourd'hui d'une santé parfaite, d'où l'on peut inférer que les préjugés attachés à cette extirpation sont aussi faux que ridicules.

Le sieur P. de Champoly, âgé de 70 ans, jouissant d'une santé extraordinaire pour son âge, vint au mois de novembre 1820 savoir s'il pouvait se débarrasser d'un ulcère qu'il portait à la lèvre inférieure. L'odeur du pus qui en sortait, le renversement des bords de l'ulcération et l'engorgement qui existait, me laissèrent la persuasion qu'il fallait enlever toute la partie : dès-lors je fis part de mes intentions au malade, qui dès le principe manifesta une résistance opiniâtre. Lui ayant observé que c'était le seul moyen de se soustraire à des douleurs horribles pendant le reste de sa vie, il y consentit : alors par une incision en forme de *V*, dont la base correspondait au bord libre de la lèvre, je cernai la totalité de l'engorgement. Pour enlever les racines les plus profondes, je fus obligé de racler la face externe de l'os maxillaire inférieur; au total, la déperdition de substance fut d'un pouce et quart. Cependant, au moyen de trois épingles, d'un fil ciré, et du bandage unissant de Petit, il me fut possible de mettre les lambeaux en contact. Le malade fut mis à une diète sévère, la parole lui fut interdite, et en huit jours la cure fut complète. Une légère difformité en est résultée, mais les fonctions salivaires n'en sont nullement dérangées, et aujourd'hui le malade paraît à l'abri de toute récidive.

Sans sortir de mon plan, je crois devoir placer ici les affections du corps thyroïde et de la glande mammaire, parce que l'un et l'autre sont placés immédiatement sous la peau.

Le premier de ces organes est susceptible d'un engorgement auquel on a donné le nom de goître, qui dans nos montagnes est assez fréquent. Toujours j'ai obtenu un succès satisfaisant avec les pastilles du professeur Dubois, les frictions d'ammoniaque liquide étendu d'eau, et les sachets du professeur Boyer. On a toujours lieu de l'espérer quand on a à traiter une jeune fille. Par discrétion, je ne nommerai ici personne. Une fois j'ai vu un abcès dans cette partie ; les symptômes marchèrent avec une lenteur extrême. Sentant de la fluctuation dans la partie moyenne, pour obtenir la fonte totale de la tumeur, je fis appliquer pendant huit jours, des cataplasmes maturatifs, qui, ayant produit l'effet désiré, me permirent de pratiquer l'ouverture de la tumeur à la partie moyenne : j'employai un bistouri à lame très étroite, pour éviter la lésion des artères qui sont propres à cet organe. Il sortit une quantité considérable de pus épais et de bonne nature; insensiblement la suppuration devint moindre; enfin, en un mois la cure fut radicale. Le sieur D. de St-Julien est le sujet de cette observation.

La glande mammaire présente à l'observateur un assez grand nombre de maladies; mais, ne voulant parler que des faits qui me sont propres, je me bornerai aux cas suivans.

Je place au premier rang celles qui résultent des imprudences des nourrices; j'entends parler des abcès qu'on observe souvent au commencement ou dans le courant de la lactation. Comme les affections de cette espèce, il faut les faire parvenir promptement à maturité, et en faire l'ouverture, afin d'éviter le décollement de la peau ; mettant ensuite de côté les idées des anciens, qui voulaient qu'on introduisît des mèches dans le foyer purulent, je me borne à couvrir l'ouverture d'un peu de digestif simple, étendu sur un morceau de charpie, et pour trois ou quatre jours la totalité du sein est couverte par un cataplasme émollient. Quand l'inflammation est développée, les femmes ne devraient pas présenter leurs seins aux nourrissons, parce que les titillations qu'ils produisent rendent toujours l'éréthisme plus considérable, et par suite la partie plus douloureuse.

Constamment il faut produire une dérivation sur les intestins, en administrant de doux laxatifs ; ici, comme dans toutes les maladies aiguës, la diète est de rigueur : tels sont les moyens que j'ai mis en usage dans plusieurs circonstances semblables, et notamment pour M.me C. de Cervières et M.me P. de St-Romain, qui en peu de temps ont repris non-seulement leurs occupations, mais même les fonctions auxquelles la nature les avait appelées.

J'ai vu sur les mamelons des crevasses plus ou moins profondes, qui, étant produites par la succion de l'enfant, ne parviennent ordinairement à cure radicale qu'en confiant les nouveaux-nés aux soins d'une nourrice mercenaire. Si des circonstances particulières s'opposent à ce que l'on ait recours à ce moyen, il faut oindre les parties avec du cérat ou avec de l'huile d'olive, mais le plus ordinairement on ne fait que diminuer l'intensité des douleurs, puisque la cause de la maladie persiste toujours: M.mes D. de St-Turin, et G. d'Ecrat, commune de St-Just, ont eu le courage de supporter pendant dix mois les douleurs qui résultent d'une semblable infirmité.

La femme C. de Champoly est venue réclamer mes soins pour un engorgement du sein droit, produit par une contusion. Des cataplasmes émolliens et résolutifs, des pillules fondantes et une dérivation sur les intestins, l'ont mise, je crois, à l'abri d'une série d'accidens plus terribles les uns que les autres : je veux parler d'une dégénérescence cancéreuse.

Le sieur V. de Cervières ne pouvait uriner depuis dix-huit mois, qu'avec beaucoup de peine; cette excrétion ne se faisait qu'au moyen d'un jet extrêmement faible. L'examen du prépuce me fit connaître que la cause morbide était l'imperforation presque complète de cet organe. Dès-lors je pratiquai une ouverture, à laquelle je conservai une grande dimension, en introduisant une bougie de gomme dans le canal de l'urètre, et en quelques jours seulement, la cure fut complète.

Au mois de septembre 1822, le sieur P. de Champoly, en tombant de cheval, se fit une forte contusion sur le testicule gauche, d'où il résulta une inflammation énorme, car la partie désignée devint aussi grosse que la tête d'un enfant de six mois : six sangsues furent appliquées trois fois; la partie fut couverte par des cataplasmes émolliens; on fit des fumigations astringentes avec du vinaigre étendu dans de l'eau de mauve. Après la disparition des accidens inflammatoires, je prescrivis des frictions avec de l'onguent mercuriel; le tout, aidé d'une diète rigoureuse, rendit en vingt-quatre jours cet organe à son volume primitif.

Je passe maintenant aux affections des membres : ici, je suivrai l'ordre déjà établi; en conséquence, je parlerai en premier lieu de celles que j'ai observées sur les supérieurs. J'ai eu à traiter trois fractures du corps de la clavicule, lesquelles, au moyen du bandage de Desault, ont eu une terminaison heureuse. Ce sont les sieurs D. des Rivières à St-Just, C. de Cornet et C. de Champoly, dont il est question. Deux luxations de la tête de l'humérus m'ont été confiées. Avec peu d'efforts, en suivant les préceptes de mes maîtres, et notamment de M. Dupuytren, j'en ai opéré la réduction, et par suite la cure en a été obtenue. Les sujets de cette observation sont les sieurs T. d'Arconsac et le fils C. de Cervière.

Il m'a été possible d'observer une maladie infiniment rare; je veux parler d'une luxation de l'humérus sur les os de l'avant-bras; il s'agit du fils de M.r P. de St-Julien, qui, étant à Montbrison, fit une chute de cheval, de laquelle résulta le désorde dont il est question. Les premiers jours la maladie fut méconnue, le lendemain je fus appelé; à la première vue je déclarai que les os avaient abandonné leur position respective (la méprise n'aurait pas été pardonnable, puisqu'il existait un pouce de raccourcissement), néanmoins, mon avis ne prévalut pas d'abord; mais après plusieurs observations, étant parvenu à prouver le fait d'une manière incontestable, je fis pratiquer l'extension et la contre-extension par les amis et les proches du malade, tandis que moi-même je faisais la coaptation; en deux efforts l'on entendit et l'on vit les os reprendre leur rapport primitif : aujourd'hui le jeune homme exécute des mouvemens aussi libres et aussi faciles qu'avant l'accident.

Je ne parlerais pas des fractures des os de l'avant-bras, sans les funestes conséquences qui se font observer après un traitement irrégulier. Il serait à désirer que l'autorité jetât un regard philantropique sur la conduite d'une multitude d'empiriques, tous plus ignorans les uns que les autres, qui, en cherchant à fixer les fragmens d'une manière invariable, emploient un procédé aussi barbare que ridicule, puisqu'ils font disparaître, en partie ou en totalité, l'espace inter-osseux ; ce qui rend difficile ou impossible les mouvemens de pronation et de supination. Trois fois j'ai prévenu ces malheurs en changeant les appareils ; mais, pour que l'on ne me prête pas des sentimens de jalousie, je ne nommerai personne.

De plus amples détails me paraissent indispensables pour les panaris dont je vais m'occuper maintenant. Tous les médecins pensent que cette maladie provient de l'inflammation du tissu cellulaire qui existe entre les membranes fibreuses des doigts et de la main : ainsi, il doit nécessairement être prouvé à un praticien instruit, que le meilleur traitement doit avoir pour but de faire cesser la constriction, l'étranglement qu'exercent les membranes dont j'ai parlé. Peut-il, en effet, en être autrement quand l'affection a son siége dans le tissu cellulaire qui unit l'os et le périoste, membrane trop dense pour permettre le plus petit développement? Ces observations, marquées au coin de la raison, ont engagé M. Dupuytren à pratiquer dès la première vue, et à quelque période que ce soit, une incision plus ou moins profonde, suivant le siége de la maladie dont on peut établir le diagnostic, en ayant égard à l'intensité de la douleur et au degré d'inflammation. Les sieurs M. de Cervières et la femme V. des Salles ont été guéris en peu de temps d'un panaris très violent, par le procédé indiqué plus haut; mais la domestique du sieur G. des Salles, n'ayant pas voulu s'y résigner, fut obligée de sacrifier deux phalanges du doigt indicateur, parce que la suppuration détruisit les ligamens qui unissent les os dont j'ai fait mention.

Maintenant, je vais présenter des considérations sur les maladies que j'ai observées aux membres inférieurs ou abdominaux. Trois luxations spontannées (on devrait les nommer *consécutives*, parce qu'elles résultent de l'engorgement du tissu cellulaire de la cavité cotyloïde, qui, dans cet état, chasse insensiblement la tête du fémur de la place que la nature lui a assignée) ont été confiées à mes soins : fidèle aux préceptes de M. Fleury de Clermont, j'ai obtenu un succès complet en faisant appliquer successivement plusieurs vésicatoires sur les tégumens qui recouvrent l'articulation coxo-fémorale, pour produire une forte dérivation, et faire disparaître insensiblement la longueur contre nature du membre qui dans ces cas a toujours un pouce au moins de plus que celui du côté opposé. Il faut prescrire un repos absolu, en même temps qu'un traitement anti-scrofuleux, pour lèquel j'emploie utilement le muriate de baryte. Le fils S. de Cremaux, la fille M. de Champoly, le fils F. de St-Romain, sont la preuve de ce que j'ai avancé.

Le sieur B. de Beauvoir (St-Julien) est le sujet d'une observation aussi rare que curieuse. A 70 ans, il vint me consulter pour une tumeur qu'il portait à la partie supérieure de la cuisse droite, directement au-dessous de l'artère crurale ; elle avait alors le volume de la tête d'un fœtus ordinaire, elle était très dure et rénitente, ne produisait aucune douleur, enfin, sa présence n'avait point changé la couleur de la peau : au premier abord, la position me fit soupçonner un anévrisme ; mais, n'y ayant reconnu aucune pulsation, j'abandonnai cette idée pour adopter celle d'un abcès froid. Dès-lors, je cherchai à obtenir la fonte totale par des emplâtres maturatifs ; la fluctuation ne s'y fit néanmoins sentir qu'après huit mois. Les préceptes de chirurgie proscrivaient encore l'ouverture, même d'après le procédé du professeur Boyer. Ainsi, il fallut encore attendre trois mois, époque à laquelle je proposai une petite incision pour vider insensiblement le clapier ; le malade s'y refusa, et peu de jours après, la nature abcéda la tumeur, d'où il sortit une grande quantité de pus séreux et floconeux. Mon doigt introduit dans le foyer purulent, me laissa la conviction que tous les muscles de cette partie étaient réduits à un état de boulimie. En conséquence, je déclarai que le malade était voué à une mort prochaine, catastrophe qui eut lieu quelques jours après.

Au mois de juin 1822, Mr B. de Champoly, fut mordu par un reptile connu sous le nom de *borgne* ou d'*âne vieux*. La morsure était sur les tégumens qui recouvrent le nerf sciatique gauche : effrayé par des préjugés bizarres, il se confia d'abord à une commère qui, pour empêcher l'absorption, fit de profondes incisions avec un mauvais canif, et une ligature circulaire au-dessus de la plaie : dès mon arrivée, c'est-à-dire deux heures après l'accident, je fis cesser la constriction, qui déjà avait produit l'engorgement de tout le membre; je suivis exactement les indications de M. de Jussieu; ainsi, je prescrivis des lotions avec de l'alkali étendu dans de l'eau; douze gouttes du même liquide furent mises dans une verrée d'eau de tilleul, que le malade avala en deux fois. Peu de temps après, une légère transpiration et un calme parfait se manifestèrent; mais bientôt les vaisseaux lymphatiques devinrent le siége d'une inflammation si considérable, que la partie interne et supérieure de la cuisse était violette. Je fis continuer les lotions et l'usage de la potion indiquée plus haut, la partie fut couverte par des cataplasmes émolliens; le tout, aidé d'une diète rigoureuse, couronna en peu de jours les soins les plus assidus.

Trois sciatiques ont disparu sous l'influence des moyens proposés par M. Husson, qui dans ces cas regarde comme spécifique les frictions faites avec l'huile et l'essence de térébenthine : comme lui, j'ai voulu l'administrer à l'intérieur, mais les malades n'ont pas voulu s'y résoudre. Les faits que je viens de citer sont suffisans, pour prouver l'efficacité d'un moyen devant lequel toutes les théories viennent échouer. Les sieurs C. de St-Marcel, T. d'Arconsac et P. de Chabrelauche, sont cause de cette observation.

J'aborde maintenant les maladies des organes contenues dans les différentes cavités du corps humain. Toutes les ophtalmies aiguës que j'ai rencontrées ont disparu par l'application de quelques sangsues sur la région temporale du même côté, et par l'établissement d'un vésicatoire à la partie postérieure du cou, mais toujours cet exutoire n'est prescrit qu'après la disparition des accidens inflammatoires. Deux amauroses ou paralysies incomplètes de la rétine, ont été guéries par l'administration d'un émétique, dont le seul but était de produire non des évacuations, mais de violentes secousses, et par un séton établi à la partie postérieure du cou qui, comme le veut M. Lisfranc, fut plat d'abord et cylindrique. Les deux derniers mois, je lui donnai cette forme pour produire une plus forte excitation. Tels sont les soins auxquels les sieurs C. de St-Romain et V. de Cremeaux doivent la conservation de la vue.

Dans la commune de St-Priest-la-Prugne, j'ai vu une fille de 12 ans, qui, à la suite d'une fièvre putride, a été affectée sur les deux yeux d'une cataracte laiteuse, que je me propose d'opérer dans quelques mois.

A la suite d'un abcès chaud, dans l'épaisseur de la joue droite, le sieur P. des Salles conserva une fistule salivaire, qui probablement résultait de l'ouverture du conduit de stenon, canal excréteur de la glande parotide. Ayant présente à ma mémoire l'observation d'un cas semblable qui s'était présenté dans les salles de M. Dupuytren, comme lui, je produisis avec des compresses pyramidales une compression permanente, qui en peu de jours fit disparaître l'écoulement contre nature, qui avait lieu par l'ouverture désignée plus haut.

Si quelquefois l'exercice de mon art m'a procuré de la satisfaction, il n'en a pas été de même dans les trois cas suivans. Il s'agit de phthisies laryngées, développées par la suppression des menstrues : dans ces trois cas, les symptômes ont été identiques; toujours, en effet, j'ai observé dès le début une voix rauque, les malades ont éprouvé une douleur aiguë dans l'intérieur du larynx; presque sans interruption ils étaient en proie à des accès d'une toux suffoquante et sans expectoration dans le principe.

Dans l'espoir de faire cesser la cause efficiente de la maladie, je prescrivis à plusieurs reprises six sangsues à la vulve, et un traitement propre à rappeler le flux dont j'ai fait mention; pour quelques jours seulement, j'obtenais un amendement sensible. Pour me conformer aux idées d'Hippocrate, émises dans l'aphorisme suivant: *duobus doloribus simul obortis non in eodem loco vehementior obscurat alterum*, je fis appliquer plusieurs vésicatoires à la partie interne des cuisses; le tout, quoique aidé par l'administration du lait d'ânesse, des boissons mucilagineuses, d'un régime doux et analeptique, ne produisit aucun succès pendant cinq mois consécutifs : alors je pronostiquai que si l'évacuation dont j'ai parlé plus haut ne reparaissait pas, les terminaisons seraient funestes; en effet, les malades passèrent progressivement par tous les degrés du marasme, et succombèrent à la fleur de leur âge : triste récompense de toutes les peines que je m'étais données.

Je crois pouvoir me dispenser de parler des catharres pulmonaires, attendu qu'ordinairement c'est une affection simple et bénigne : néanmoins, quand ils sont parvenus à un état chronique, la tisanne de lichen, et un vésicatoire à un bras, les font souvent disparaître.

De toutes les maladies qu'on observe dans ces montagnes, les pneumonies sont certainement les plus fréquentes ; il est facile d'en reconnaître les causes. Quoi de plus probable, en effet, si on examine le genre de travail auquel les habitans se livrent journellement ? Quand ils sont en sueur, ils se gorgent d'eau très fraîche ; pour prendre du repos, ils se couchent sur un sol humide ; en revenant de leurs travaux, ils ont souvent l'imprudence de se laver les pieds dans des fontaines ; ils sont couverts de vêtemens très légers ; enfin, ils choisissent pour habitation des lieux bas et peu aérés, circonstance qui, pendant la nuit, les met dans une position inverse de celle où ils se sont trouvés le jour : si les constitutions athlétiques qu'on y observe sont prises en considération, on verra qu'aux causes efficientes que je viens d'énumérer, il s'en joint de prédisposantes, et que les unes et les autres forment un groupe digne de toute l'attention du médecin observateur.

Toujours les symptômes généraux sont concomitans de ceux auxquels les nosologistes ont donné le nom de pathognomoniques (essentiels); j'entends parler des crachemens sanguinolens, qui, comme les mouvemens fébriles, sont toujours plus considérables que dans les pays de plaines. Si je suis appelé dès le commencement, la physiologie, la clinique de M. Husson, et les autopsies cadavériques m'ayant persuadé que toujours les poumons sont le siége d'une inflammation intense, sans tenir compte des complications qui peuvent exister, je pratique une saignée générale pour désemplir directement le système pulmonaire; mais, si le malade s'y oppose, je prescris l'application de douze ou quinze sangsues sur le lieu douloureux; de l'eau de gomme édulcorée avec du sirop de même nature leur est administrée avec profusion; des émulsions avec du sirop de diacode ont toujours produit de bons effets; enfin, ils sont assujettis à une diète rigoureuse et plongés dans une température douce. Quand les accidens inflammatoires se sont affaiblis, aux moyens indiqués je joins de légers évacuans, et j'applique quelques dérivatifs ; ordinairement, je puis le dire, j'ai la satisfaction de voir les malades revenir insensiblement à leur état primitif : j'ai observé que le résultat est toujours tel, quand du huitième au douzième jour la langue se couvre d'un enduit blanchâtre. Pour plusieurs raisons, je dois placer ici les considérations que j'ai à présenter sur l'emploi de l'émétique : d'abord, parce que des empiriques, des personnes étrangères à la médecine se permettent son administration : que de fois j'ai pu observer le fait que je viens d'avancer ! mais par discrétion et par respect pour mon art, je me crois obligé à des réticences. Après un moyen semblable, les pneumonies sont toujours plus violentes : trois fois même, j'ai vu survenir des vomiques, dont le développement n'aurait peut-être pas eu lieu, si on avait mis en usage une médication différente. Que les personnes prévenues en faveur d'une opinion contraire, méditent et commentent l'aphorisme d'Hippocrate, où il est dit : *ubi dolor*, *ubi fluxus !* que peuvent, que doivent produire les secousses qu'il détermine et l'irritation qui en est une conséquence inévitable ? selon moi, une exacerbation dont les conséquences peuvent être mortelles. Pour beaucoup de médecins, il suffit que la langue soit couverte d'un enduit jaunâtre, qu'il existe de l'amertume à la bouche, un état d'anorexie, des nausées et des vomissemens, pour indiquer l'emploi d'un médicament si énergique. Quoique jeune, l'observation à laquelle j'ai pu me livrer dans les hôpitaux, m'a mis en droit de leur dire que dans les fièvres dites essentielles, et dans celles qui sont symptomatiques, le langage de Baglivi est digne de fixer leur attention; voici, en effet, comment il s'exprime : *in principiis febrium acutarum cave à purgantibus; cave pariter à remediis nimium volatilibus et vehementibus; crudo namque existente adhuc morbo, vel educes quæ educenda non sunt, vel augebis febrim vel jugulabis ægrum.* Que mes lecteurs ne pensent pas néanmoins que je veux proscrire l'émétique : mes intentions seraient dénaturées; car j'ai la conviction que dans beaucoup de cas, il ne peut être remplacé sans qu'on s'expose à laisser prendre un mauvais caractère à une maladie simple : d'ailleurs, Stoll l'a employé avec succès en 1776 et l'année suivante, mais, comme Gallien, il savait que toutes les épidémies ont un caractère particulier. Mon but est seulement de rendre quelques médecins plus circonspects sous ce rapport-là. S'il ne s'agit que d'obtenir des évacuations, pourquoi ne pas employer l'ipéca, qui appartient à un règne plus semblable à celui dont l'espèce humaine fait partie? Ce que je viens de dire à la suite des pneumonies s'applique à toutes les maladies internes. Je termine en faisant des vœux pour que le gouvernement s'oppose à ce que des moyens aussi violens soient confiés à des mains inexpérimentées. Que diront, en effet, les personnes sensées, quand elles apprendront que des religieuses sans expérience, sans connaissances même, se permettent d'en faire usage? Par discrétion, je me fais encore un devoir de taire leurs noms, en les engageant d'une manière indirecte à mettre fin à un commerce aussi criminel.

Dans le moment actuel, je donne des soins à un individu affecté d'hydro-péricarde. Comme le diagnostic de cette maladie est si difficile, que les auteurs pensent qu'elle ne peut être que soupçonnée, voici les symptômes qui me font croire son existence : le sujet est âgé de 72 ans; dans le courant de sa vie, il a fait de fréquens excès sous le rapport des boissons spiritueuses; parfois la respiration est difficile, le pouls est intermittent, la face est livide, les jambes deviennent souvent le siége d'un œdème; l'embarras que j'ai dit exister dans la circulation, joint au dernier signe, portent à penser que le cœur est gêné dans ses mouvemens par une accumulation séreuse. Je retire de bons effets des diurétiques et des dérivatifs, mais j'ai la conviction que leur action ne sera que momentanée; ainsi, je suis persuadé que le sieur G. de Cervières aura tôt où tard le sort du sieur P. de St-Just, qui, affecté d'une hydropisie semblable, succomba quinze mois après l'invasion. Je pénètre maintenant dans la cavité abdominale, où, comme dans la poitrine, nous trouverons des organes indispensables à la vie, et par suite, une multitude de maladies, car on peut estimer la fréquence et la diversité des affections d'un organe par le nombre et l'activité des propriétés vitales dont il jouit. Il en est de même de l'influence que par sympathie les autres parties étant malades peuvent exercer sur lui. C'est de l'estomac dont je veux parler d'abord, qui, à raison de ses fonctions, est en rapport avec une multitude de substances étrangères. Wanhelmont avait su apprécier toutes ces vérités, puisqu'il dit : *in stomacho prœsertim ejus orificio, tanquam centrali puncto, atque radice, stabilitur evidentissimè principium vitæ, digestionis ciborum et dispositionis eorumdem ad vitam.* La citation que je viens de faire prouve jusqu'à l'évidence, qu'à cette époque on connaissait les lois de la vie. Comme pour le passé, je procéderai de haut en bas : ainsi, l'estomac le premier fixera mon attention.

La pratique de M. Husson, les autopsies cadavériques, et les développemens qu'il nous donnait, m'ont persuadé que les gastritis sont plus fréquentes qu'on ne l'avait pensé d'abord. Imbu de ces idées, et nourri des préceptes qu'il m'avait donnés, j'en fais l'application sur trois individus : en conséquence, huit sangsues furent appliquées sur la région épigastrique; voyant qu'un sensible amendement en était le résultat, je voulus désemplir d'une manière directe le système de la veine porte. A cet effet, je prescrivis l'application de huit autres sangsues au pourtour de l'anus; je donnai avec profusion des boissons mucilagineuses édulcorées avec du sirop de guimauve; trois lavemens leur étaient administrés dans le courant de la journée ; enfin, ils furent mis à une diète absolue. Je vais faire maintenant l'énumération des symptômes que présentaient ces mêmes individus ; ainsi, l'on jugera si ma conduite a été régulière. Constamment la langue a été rouge et sèche, la région épigastrique était sensible et douloureuse, le pouls était petit mais très serré, la peau sèche et brûlante. Ces choses ayant persisté pendant vingt-quatre jours, le traitement fut le même jusqu'à cette époque ; mais alors, voyant que la langue commençait à s'humecter, qu'un délire sombre et taciturne s'emparait des malades, je donnai pour tisanne une légère limonade cuite, et j'appliquai un dérivatif sur les bras. Quelques bouillons légers furent permis, et progressivement deux malades revinrent à leur état primitif ; mais les convalescences furent très longues et très pénibles. Les sujets dont il s'agit, sont le fils D. et la fille M. de Cervières. Je n'eus pas la même satisfaction pour le sieur T. des Salles, que la mort vint moissonner le vingt-septième jour. L'automne dernier a été remarquable par une multitude d'entéritis qui ont régné dans les environs de Thiers, d'une manière endémique, car on en a observé très peu au-delà des limites de cet arrondissement. Les chaleurs excessives en furent, il me semble, la cause la plus directe, soit parce que les températures très élevées produisent toujours un relâchement dans la fibre musculaire, soit parce que les sources étant presque taries, les laboureurs buvaient en grande quantité de l'eau stagnante; la chose paraîtra plus vraisemblable si on fait la remarque que cette maladie n'a sévi que sur la classe ouvrière. L'on me demandera peut-être pourquoi elle a régné épidémiquement dans quelques villages, je répondrai qu'ordinairement beaucoup de matières végétales sont en putréfaction dans des creux très voisins des maisons, d'où il se dégage des miasmes très délétères; en second lieu, portons nos regards sur les couches de ces malheureux, et nous verrons des espèces de prisons dont l'air ne peut se renouveler. Un praticien trouvera dans l'énumération que je viens de faire, le germe de plusieurs maladies très meurtrières.

Appelé par les sieurs B. de Cervières, et C. d'Arconsac, qui l'un et l'autre étaient bien constitués et dans la force de l'âge, j'observai les symptômes suivans : face crispée, langue sèche et rouge, peau brûlante, pouls fréquent et serré; la pression sur la région abdominale produisait une vive douleur, les ténesmes étaient très forts et multipliés; enfin, les malades rendaient du sang presque pur et quelques parcelles de membranes muqueuses. Le détail symptomatique que je viens de donner, les observations du docteur Portal, me firent adopter un traitement anti-phlogistique, comme lui : en conséquence, je fis appliquer huit sangsues au pourtour de l'anus; chaque jour quatre lavemens d'eau de mauve furent administrés; la boisson se composa d'eau d'orge avec addition du sirop de vinaigre pour étancher la soif; on couvrit le ventre avec des fomentations émollientes; enfin, j'interdis l'usage de toute espèce d'alimens. Sous l'influence de cette médication, je vis diminuer les accidens, ce qui m'autorisa à remplacer, le dixième jour, la boisson dont j'ai parlé par une limonade végétale. Je supprimai deux lavemens, mais je mis douze gouttes de laudanum dans chacun des deux autres. Dès ce moment, les symptômes baissèrent avec une telle rapidité, que le dix-huitième jour je permis quelques bouillons, et de plus en plus des alimens plus solides. Je prodiguais les mêmes soins au sieur C. de Selle, mais le résultat fut bien différent, car il succomba le douzième jour. Le sieur T. de St-Just a été affecté au mois d'octobre dernier, d'une hydropysie, à laquelle je me crois en droit de donner le nom de consécutive, puisque préalablement il existait une hépatite chronique; le diagnostic de cette maladie était d'autant plus difficile, qu'un médecin appelé avant le développement de l'accumulation aqueuse dont j'ai parlé, n'avait pas même présumé l'existence d'une affection organique. Au premier abord, le traitement qui avait été établi me laissa une telle incertitude sur le vrai caractère du désordre que j'observais, que je me vis forcé de recourir à des symptômes commémoratifs à peine apparens, et dont le malade avait presque perdu le souvenir; enfin, voici les fondemens qui me servirent de base : j'appris que pendant long-temps la surface du corps avait été jaune, que le malade avait éprouvé plusieurs fois de violentes douleurs dans l'épaule droite (M. Lavor de Clermont regarde ce symptôme comme pathognomonique); enfin, par le toucher, je reconnus dans l'hypocondre droit la présence d'une tumeur dure et rénittente; je changeai la médication qui avait été suivie jusqu'alors ; en conséquence, les fondans, les diurétiques et les doux laxatifs furent prescrits. Par l'influence qu'ils exercèrent sur l'économie de cet individu, je vis disparaître en peu de temps le volume de l'abdomen, ce qui précéda de quelques jours la convalescence. Quatre mois se sont écoulés depuis que ce malheureux a pu reprendre ses occupations, mais le foie dépasse encore le bord des côtes, sans produire néanmoins des douleurs. Il est probable que l'inflammation s'est terminée par induration. Les eaux de Vichy rendront peut-être la cure complète, et mettront par conséquent le malade à l'abri d'une récidive, chose que je n'ose pourtant affirmer. En général, il est rare dans nos montagnes de voir les viscères abdominaux le siége d'un engorgement, si on en excepte le carreau que j'ai observé sur quelques enfans. La cause en est simple, ce me semble ; voici la manière dont je m'en rends raison : les fièvres intermittentes simples sont très rares, et se bornent à quelques accès. Quel est le médecin qui ne regardera cette cause comme plus que suffisante, pour éloigner des maladies qui attaquent d'une manière si cruelle les habitans de la plaine ?

Avant de parler des maladies dont la matrice est le siége après l'accouchement, je dois présenter quelques notions sur cette intéressante partie de mon art. Comme M. Lebreton, j'ai observé que quand les douleurs sont de bonne nature, que le travail est actif, il faut déroger à la conduite des anciens, qui ne veulent pas qu'on perce de bonne heure la poche des eaux, parce que, disent-ils, elle sert à dilater l'orifice utérin; mais voici la théorie du professeur que je viens de nommer. Il avance que quand l'ouverture du col est un peu plus grande que la circonférence d'un écu de 6 livres, et que les conditions ennoncées plus haut existent, il faut briser la membrane amnios, parce qu'il résulte que les contractions de la matrice et de ses accessoires produiront plus d'effets sur un corps qui offrira de la résistance, que sur celui qui fuira. Plusieurs fois, dans son cours particulier, il nous en a fait l'application, et, je le répète, ma pratique me l'a prouvé d'une manière incontestable.

Depuis trois ans que j'exerce dans ce pays-ci, j'ai déjà fait un assez grand nombre d'accouchemens, mais tous ont été naturels, à l'exception de quatre circonstances qui ont réclamé la version de l'enfant; je crois devoir me borner à la narration d'une seule. Il s'agit de Mme L. qui au sixième mois de sa quatrième grossesse, éprouva une hémorragie considérable. Par le toucher, je vis que la matrice ne se dilatant pas, l'avortement que je craignais n'aurait pas lieu; néanmoins je rassurai la malade, à laquelle je prescrivis un repos absolu. Comme je l'avais prévu, les accidens disparurent pour trois semaines, après lesquelles un autre écoulement sanguin se manifesta. Cette récidive me mit en droit de déclarer que le placenta était inséré à l'orifice de l'utérus, et que par conséquent nous observerions d'autres fois la complication qui frappait d'effroi tous les spectateurs; je déclarai même que probablement il en résulterait une fausse couche : en conséquence, j'engageai la malade à prendre son parti, en lui déclarant qu'avant sa délivrance, elle éprouverait d'autres pertes, chose qui eut lieu plusieurs fois jusqu'au huitième mois, où la nature voulut expulser le corps contenu dans la matrice; ce qui s'effectua de la manière suivante. Dès le premier toucher, je reconnus que les douleurs qu'elle éprouvait depuis deux heures, disait-elle, avaient produit l'expulsion du placenta, qui était en entier dans le vagin, que l'enfant se présentait par un bras ; au même instant, observant que le pouls et la face de la malade étaient de nature à me laisser la certitude qu'une hémorragie interne avait lieu, je me hâtai de terminer l'accouchement en allant chercher les pieds : en quelques minutes la chose fut terminée sans aucun accident, car le dix-huitième jour, je déclarai la malade en pleine convalescence : telles furent les conséquences d'un accouchement aussi difficile que laborieux.

Plusieurs fois j'ai été appelé pour terminer des accouchemens, dont le travail marchait avec une telle lenteur, qu'il avait jeté dans l'épouvante les personnes chargées de donner des soins aux malheureuses femmes qui leur étaient confiées. J'ai toujours résisté aux sollicitations qui m'étaient faites pour employer le forceps, et toujours j'ai eu la satisfaction de voir les accouchemens se terminer sans recourir à un moyen aussi barbare. Par discrétion, je tairai les noms des malades et des personnes chargées de la délivrance. Qu'il me soit permis seulement de leur adresser les conseils suivans : la théorie et la pratique nous donnent des moyens infaillibles pour reconnaître si le bassin a les dimensions nécessaires pour cette fonction naturelle, pour savoir si la partie qui se présente est dans une bonne position; il est presque impossible de se méprendre si le toucher est pratiqué immédiatement après l'expulsion des eaux. Si le tact laisse la conviction que toutes les conditions que je viens d'énumérer existent, on peut aller au-devant ou détruire les complications dont une semblable excrétion est susceptible; ainsi, dans ces cas, il est prouvé jusqu'à l'évidence, qu'on ne doit employer l'instrument désigné plus haut, que quand la tête du fœtus a un développement extraordinaire, circonstance infiniment rare. On doit conclure de ce que je viens de dire, qu'on ne doit recourir à une puissance mécanique, que quand la femme est harassée, et qu'on a perdu l'espoir que quelques heures de repos lui rendent les forces nécessaires.

La femme du sieur C. d'Arconsac, six jours après un accouchement naturel, s'étant exposée à un courant d'air, fut prise d'une métritis annoncée et reconnue par les symptômes suivans : suppression des menstrues, douleurs vives et lancinantes dans les deux aines où vont se rendre les ligamens de la matrice, sentiment douloureux au-dessus des pubis, délire sombre et taciturne, pouls petit, serré et fréquent. M. Chaussier, m'ayant appris que dans des cas semblables, la première indication devait avoir pour but de rappeler les lochies, je fis appliquer huit sangsues à la vulve, dans la même intention, deux vésicatoires furent établis à la partie interne de chaque cuisse, j'administrai un doux laxatif, et je mis la malade à une diète rigoureuse. Par l'effet de cette médication, l'écoulement reparut, et les accidens morbifiques dont il a été question, diminuèrent avec une telle progression, que l'on vit la convalescence s'affermir de momens en momens. Pendant quelques jours la sécrétion laiteuse fut presque nulle.

Maintenant, je vais jeter un coup-d'œil rapide sur les fièvres dites essentielles, mais comme on a présenté dans ces derniers temps une nouvelle théorie, je ne dois point hasarder une opinion, en conséquence, je me bornerai à narrer des faits observés. Quand le cas me paraîtra douteux, je n'en tiendrai aucun compte, parce qu'il ne m'appartient pas de prendre l'initiative.

Je traite de la même manière toutes les fièvres intermittentes simples, ce qui m'a laissé la conviction qu'on ne peut les regarder comme symptomatiques, puisqu'elles cèdent toujours en employant un traitement perturbateur et excitant; voici les moyens qui m'ont paru les plus convenables : je débute par l'administration de vingt-quatre grains d'ipéca, afin de produire des évacuations et de violentes secousses : quelques jours après, je donne à des doses variables le quina en poudre; le plus ordinairement deux ou trois onces suffisent pour détruire les accès: mais cette année j'ai constamment observé que pour prévenir des récidives, il fallait administrer de loin en loin un demi-gros de la substance désignée plus haut; trois fois je l'ai remarqué sur les filles C. et B. de St-Turin, qui répugnaient à suivre exactement les conseils que je leur donnais, chose à laquelle il a fallu se résigner pour obtenir une cure radicale.

Souvent j'ai pu reconnaître combien étaient exactes les observations des nosologistes et des praticiens, qui ont avancé que la marche des fièvres muqueuses est presque toujours entravée par des accidens vermineux; la chose est incontestable aux yeux des médecins qui exercent dans les montagnes, car il est bien peu de maladies graves qui ne présentent cette complication. Dans mille circonstances, j'ai cherché à en dévoiler la cause; voici à cet égard le produit de mes méditations : les habitans font un usage excessif, je pourrais même ajouter exclusif, de farineux, d'où il doit résulter un relâchement dans les forces digestives; cela peut-il produire le développement des vers? après avoir observé qu'en général la classe riche en est à l'abri, je laisserai cette question indécise, attendu que les difficultés qu'elle présente sont au-dessus de mes forces et de mon expérience. Voyant que la chose se présentait à chaque pas, je me suis efforcé d'en reconnaître les symptômes distinctifs. Aujourd'hui j'ai la conviction qu'on est en droit de soupçonner la présence des vers, quand les papilles de la langue se soulèvent, que l'haleine est fétide, que les malades ont un sommeil inquiet et troublé par des rêves pénibles, lorsqu'enfin les malades rendent une urine jumenteuse, c'est-à-dire bourbeuse. Puisque dans l'intérêt de mon art j'ai cru devoir faire cette digression, il est naturel d'indiquer par quel moyen je favorise leur expulsion : le camphre, le mercure doux et les potions éthérées sont les médicamens auxquels je donne la préférence. Constamment j'ai vu les individus affectés des deux dernières maladies que je viens de décrire, revenir à leur état primitif par les moyens dont j'ai fait mention. Ordinairement j'y joins les adoucissans, les évacuations sanguines à l'aide de quelques sangsues et des vésicatoires volans, établis sur les bras, lorsque le délire se développe.

Pour terminer ma tâche, il me reste à parler des fièvres ataxiques ou pernicieuses, putrides ou adynamiques. Comme ces maladies peuvent être produites par les mêmes causes, je placerai ici les considérations générales que je me propose de donner sur ce sujet. Je n'ai vu ces maladies qu'en automne ou en hiver. Les deux dernières années m'ont permis d'observer un grand nombre d'ataxies. En prenant en considération les observations de M. Lavor de Clermont, j'ai acquis des données presque certaines sur la cause que ce professeur leur assigne. Selon lui, l'habitation des lieux bas et humides, le séjour dans des eaux qui renferment des matières végétales en putréfaction, produisent en peu de temps les désordres dont je m'occupe. Voici des faits qui lèveront l'incertitude dans laquelle pourraient être encore quelques praticiens : au mois d'août et de septembre, les habitans de nos montagnes vont dans la plaine pour arracher et faire rouir le chanvre ; ces occupations les plongent dans une atmosphère infectée ; le soir, quand ils sont harassés et couverts de sueur, ils se mettent jusqu'au ventre dans une eau croupissante, et sur laquelle les rayons solaires ont dardé toute la journée et produit une putréfaction plus prompte : qui ne voit dans ces circonstances la réunion de mille dangers tous plus terribles les uns que les autres? presque tous ces malheureux en furent victimes il y a deux ans. Ils succombèrent à des fièvres pernicieuses qui affectaient le type continu, et étaient si rapides que le quatrième ou le cinquième jour les individus étaient au milieu des angoisses de la mort. En général, on remarquait les symptômes suivans : au début, face rouge et injectée, yeux fixes et hagards, langue rouge, sèche et plus volumineuse, paroles brusques et incohérentes. Vainement je fis appliquer des lotions froides sur les membres abdominaux, moyen regardé comme excellent par tous les nosologistes ; il en fut de même des sinapismes que je promenai sur presque toute la surface des membres ; un grand nombre de sangsues appliquées sur la face antérieure du cou ne produisit aucun effet ; enfin, le sixième ou le cinquième jour, la vessie était constamment le siége d'une paralysie : la maladie fut tellement meurtrière, que sur sept malades, j'eus la douleur de n'en voir revenir que deux des portes du trépas. Dans deux autres circonstances, la contagion affectant un type intermittent, après l'administration des moyens dont je viens de faire mention, je donnai à forte dose le quina en poudre, j'y joignis quelques grains de camphre, que j'administrai en lavemens ou en pilules, et je fus assez heureux pour rendre les malades à leurs familles éplorées. Les sieurs B. et M. de Cervières, C. de Noirétable et B. de St-Romain, sont les individus dont il s'agit. Je dois à la vérité de dire que les convalescences durèrent plusieurs mois, aujourd'hui ils jouissent d'une santé parfaite.

Sur le déclin d'une fièvre bilieuse simple, j'ai vu cette maladie survenir à la suite d'un écart de régime, observant qu'aucune intermittence n'avait lieu, je crus devoir tenter, comme seule et unique ressource, l'administration du quina, mais mon attente fut vaine, car l'individu succomba le troisième jour avec les symptômes dont j'ai rendu compte dans les observations précédentes. Le sieur P. du Sud, commune des Salles, est le sujet de cette observation.

Je pourrais donner plusieurs observations de fièvres putrides, mais je me bornerai à former une réunion de tous les malades sur lesquels je l'ai vu régner. Je suis étonné que tous les habitans d'une maison dans laquelle on l'observe n'en soient pas affectés en même temps; voici les raisons qui me portent à tenir ce langage; je n'entends parler que de la classe ouvrière.

Les lits dans lesquels reposent ces malheureux, sont, comme je l'ai déjà dit, dans des lieux clos, où l'air ne se renouvelle que très difficilement : il est en outre impossible de leur faire mettre en usage des moyens désinfectans; souvent ils ne veulent pas même laisser ouvrir ni les fenêtres ni les portes, parce que, disent-ils, le froid les précipiterait dans le tombeau. Si je demande à un praticien distingué, lequel des deux est le plus nuisible, comme moi, il répondra que ces deux circonstances ne peuvent supporter un parallèle; en effet, l'une est nuisible, il est vrai, mais l'autre est presque essentiellement mortelle. L'accident sur lequel je viens d'appeler l'attention de mes lecteurs, est arrivé dans la maison S. de Grand-Riz à St-Didier, où six femmes en furent affectées presque en même temps; les hommes en furent exempts pour deux raisons: la première est que l'absorption est plus facile et plus prompte chez les femmes; la dernière est plus plausible, et vient à l'appui de ce que j'ai avancé; les hommes vaquaient à des occupations qui les forçaient de sortir dans la campagne; là, ils respiraient un air pur et privé de tout principe délétère.

Au nom de l'humanité, j'engage les personnes qui ont de l'ascendant sur ces malheureux campagnards, à mettre tout en usage pour les déterminer à tenir une conduite contraire à celle que je viens de signaler. Ne pourraient-ils pas avoir un lit disponible ? ils feraient cesser mille inconvéniens, tant pour eux que pour les médecins qui peuvent à peine examiner et panser les malades. Le sieur G. de St-Just, la fille T. de St-Marcel et le fils C. des Suchères, m'ont présenté, toutes choses égales d'ailleurs, des symptômes uniformes; je vais en donner le détail en peu de mots : la face était pâle et terreuse, les yeux abattus, la langue sèche et rouge avec de profondes gerçures sur la face supérieure; enfin, le pouls petit et très mou. J'ai toujours observé une complication vermineuse, contre laquelle j'ai mis avec succès en usage les moyens indiqués à l'article des fièvres muqueuses. Dans tous les cas, j'ai employé les limonades végétales ou minérales; je donne toujours la préférence à celle-ci, mais je prends en considération le goût des malades : j'y joins une légère décoction de quina avec addition de quelques gouttes d'éther; constamment je n'applique des vésicatoires qu'après l'hérétisme, ou lorsque le cerveau devient le siége d'un embarras; enfin, comme dans toutes les maladies aiguës, la diète est rigoureuse. Sous l'influence de cette médication, j'ai vu ordinairement disparaître les symptômes, et les malades revenir à leur état primitif.

Les trois cas que j'ai choisis offrent un contraste parfait à cause des degrés dont cette affection est susceptible. Les symptômes étaient si peu alarmans chez le sieur G., que je m'étonnerai toute ma vie qu'ils aient pu inspirer un moment de crainte à un de mes confrères. En quelques jours il fut hors de tout danger.

La fille T. présentait une langue avec un volume double de celui qui lui est naturel; la surface entière de cet organe et toutes les dents étaient couvertes d'un enduit noirâtre très épais. Son état fut si critique, que les parens qui en sont idolâtres, se crurent pendant vingt-quatre heures dispensés de lui prodiguer les soins de l'art. Aujourd'hui elle est entièrement rétablie, mais elle est restée dix-huit jours entre la vie et la mort.

Le sieur C. a éprouvé un symptôme qu'en 1815 j'avais dans de semblables maladies observé sur les prisonniers autrichiens; il survint le quinzième et le dix-huitième jour : je veux parler d'une hémorragie passive qui eut lieu par les intestins; chaque fois il rendit au moins huit ou dix onces de sang. Ayant encore le souvenir de ce que M. Lavor m'avait fait prendre en consideration, je déclarai que le malade succomberait infailliblement; en effet, il expira le dix-neuvième jour.

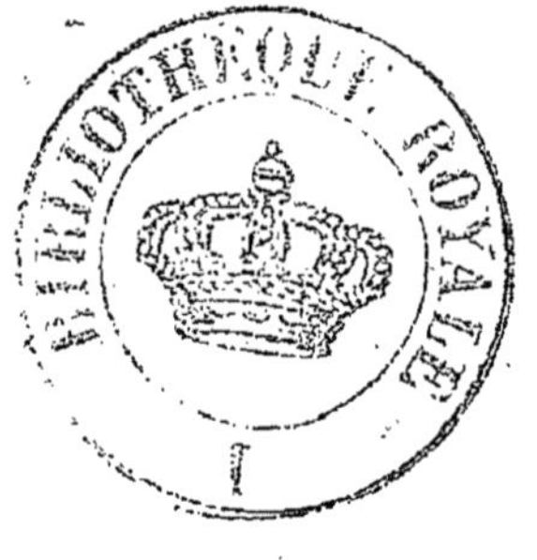

www.ingramcontent.com/pod-product-compliance
Ingram Content Group UK Ltd.
Pitfield, Milton Keynes, MK11 3LW, UK
UKHW021137230726
13926UKWH00002B/853

9 782014 081459